ALLERGIES

THINGS YOU SHOULD KNOW
(QUESTIONS ET REPONSES)

Rumi Michael Leigh

Introduction

Je voudrais vous remercier et vous féliciter pour l'achat ce livre, "Les allergies, ce que vous devriez savoir (questions et réponses)".

Ce livre vous aidera à comprendre, à réviser et à maîtriser les connaissances générales et les mots-clés des allergies et son incidence sur la vie des personnes souffrant de réactions allergiques.

Merci encore d'avoir acheté ce livre, j'espère que vous l'apprécierez !

Chapitre 1

1) Qu'est-ce que l'hypersensibilité ?

- L'hypersensibilité est une réaction anormale à un antigène inoffensif.

2) Quelle est la fonction du système immunitaire ?

- Le système immunitaire protège le corps contre les maladies, les substances nocives et les corps étrangers.

3) Quels sont les trois différents troubles du système immunitaire ?

- Les trois troubles du système immunitaire sont le déficit immunitaire, l'hypersensibilité et les maladies auto-immunes.

4) Que se passe-t-il lorsque le système immunitaire devient très sensible ?

- Lorsque le système immunitaire devient très sensible, il provoque une hyperactivité entraînant des réactions allergiques.

5) Que sont les allergènes ?

- Les allergènes sont des antigènes qui provoquent des réactions allergiques.

6) Les allergènes sont-ils toujours des substances nocives ?

- Non, les allergènes ne sont pas nécessairement des substances nocives.

7) Quelle est la cause principale des allergies ?

- La cause principale des allergies est héréditaire.

8) Les allergies peuvent-elles apparaître à tout âge?

- Oui, les allergies peuvent apparaître à tout âge.

9) Qu'est-ce qu'un allergologue ?

- Un allergologue est un médecin spécialisé dans le diagnostic et le traitement des allergies.

10) Comment peut-on aussi appeler un allergologue?

- Un allergologue peut également être appelé un immunologue.

Chapitre 2

1) Qu'est-ce que l'agglutination ?

- L'agglutination est une agglomération de cellules étrangères.

2) Que signifie systémique ?

- Systémique signifie général (qui affecte tout le corps).

3) Qu'est-ce qu'un état afébrile ?

- Un état afébrile est l'absence de fièvre.

4) Quels sont les traitements de base pour les allergies ?

- Les traitements de base des allergies sont les antihistaminiques et les corticostéroïdes.

5) Qu'est-ce que le Solumedrol ?

- Le solumedrol est un corticostéroïde qui réduit l'inflammation.

6) Qu'est-ce que l'asthme ?

- L'asthme est une maladie inflammatoire chronique des voies respiratoires qui provoque des difficultés respiratoires.

7) Qu'est-ce que la vascularite ?

- La vascularite est une inflammation des vaisseaux sanguins.

8) Qu'est-ce que la dermatite ?

- La dermatite est une inflammation de la peau.

9) Qu'est-ce que l'arthrite ?

- L'arthrite est une inflammation des articulations.

10) Qu'est-ce que l'immunothérapie ?

- L'immunothérapie consiste à administrer à une personne des injections sur une longue période afin de permettre à la personne de s'habituer à l'allergie.

Chapitre 3

1) Qu'est-ce que l'urticaire ?

- L'urticaire est une éruption cutanée provoquant des démangeaisons et provoquée par une réaction allergique.

2) Qu'est-ce que l'hémolyse ?

- L'hémolyse est la destruction des globules rouges.

3) Qu'est-ce que l'anémie hémolytique ?

- L'anémie hémolytique est une forme d'anémie caractérisée par la destruction des globules rouges.

4) Qu'est-ce que l'apoptose ?

- L'apoptose est une mort cellulaire programmée.

5) Qu'est-ce que la bronchite ?

- La bronchite est l'inflammation des voies respiratoires des poumons.

6) Quels sont les allergènes les plus courants pouvant causer une bronchite ?

- Les allergènes courants pouvant causer une bronchite sont le pollen, la poussière, la fumée de cigarette, la pollution de l'air, les produits chimiques, etc.

7) Donner quelques exemples d'allergies cutanées.

- L'eczéma, les démangeaisons oculaires, les démangeaisons cutanées, les maux de gorge, les éruptions cutanées, etc. sont des exemples d'allergies cutanées.

8) Quelles sont les fonctions de l'histamine ?

- Les fonctions de l'histamine sont la dilatation des artérioles, l'augmentation de la perméabilité des capillaires, la sécrétion de mucus et la contraction des muscles lisses des bronchioles.

9) Que peut-il arriver en raison d'une augmentation de la perméabilité capillaire lors d'une réaction allergique ?

- Une augmentation de la perméabilité capillaire lors d'une réaction allergique peut provoquer un œdème.

Chapitre 4

1) Combien de phases d'hypersensibilité de type 1 y-a-t-il ?

- Il y a deux phases d'hypersensibilité de type 1.

2) Quelle est la première phase de l'hypersensibilité de type 1 ?

- La première phase d'hypersensibilité de type 1 est la phase de sensibilisation.

3) Quelle est la deuxième phase de l'hypersensibilité de type 1 ?

- La deuxième phase de l'hypersensibilité de type 1 est l'exposition ultérieure.

4) Quel anticorps est majoritaire dans le plasma ?

- Les IgG sont majoritaires dans le plasma.

5) Quel est un autre nom d'anticorps ?

- Les anticorps sont également appelés les immunoglobulines.

6) Les anticorps sont-ils spécifiques ?

- Oui, tous les anticorps sont spécifiques.

7) À quel endroit les anticorps se lient-ils pendant la phase de sensibilisation d'une réaction allergique?

- Les anticorps se lient aux mastocytes du corps et aux granulocytes basophiles circulatoires.

8) Pourquoi l'injection sous-cutanée ne devrait-elle pas être administrée pendant une réaction anaphylactique ?

- L'injection sous-cutanée ne devrait pas être administrée lors d'une réaction anaphylactique car elle provoque une vasoconstriction qui diminue la vitesse du médicament.

Chapitre 5

1) Qu'est-ce qu'un choc anaphylactique ?

- Un choc anaphylactique est une insuffisance circulatoire aiguë.

2) Donner un exemple d'une réaction allergique qui peut mettre la vie en danger ?

- Un choc anaphylactique est un exemple d'une réaction allergique qui peut mettre la vie en danger.

3) Une réaction anaphylactique est quel type d'hypersensibilité ?

- Une réaction anaphylactique est une hypersensibilité de type 1.

4) Quels sont les types de réactions anaphylactiques ?

- Les types de réactions anaphylactiques sont localisés et systémiques.

5) Donner des exemples de réactions anaphylactiques localisées.

- Des exemples de réactions anaphylactiques localisées sont les larmes, les écoulements nasaux, etc.

6) Donner un exemple de ce qui peut provoquer une réaction anaphylactique systémique.

- Une piqûre d'abeille peut provoquer une réaction anaphylactique systémique.

7) Pourquoi une réaction anaphylactique est-elle dite systémique ?

- Une réaction anaphylactique est dite systémique car l'allergène pénètre dans le sang.

8) Quel est le moment d'apparition d'une réaction anaphylactique ?

- Le moment d'apparition d'une réaction anaphylactique peut être immédiat ou peut prendre jusqu'à 30 minutes.

9) Quels anticorps sont impliqués dans une réaction anaphylactique ?

- Les anticorps IgE sont les anticorps impliqués dans une réaction anaphylactique.

10) Le gonflement de la langue est-il un signe de choc anaphylactique ?

- Oui, le gonflement de la langue est évidemment un signe de choc anaphylactique.

Chapitre 6

1) Qu'advient-il des tissus de la trachée lors d'un choc anaphylactique ?

- Les tissus de la trachée gonflent lors d'un choc anaphylactique.

2) Peut-il y avoir une perte de conscience lors d'un choc anaphylactique ?

- Oui, une perte de conscience est possible lors d'un choc anaphylactique.

3) Quel type d'aliments peut facilement provoquer un choc anaphylactique ?

- Les aliments contenant des protéines peuvent facilement provoquer un choc anaphylactique.

4) Quels sont les facteurs de risque de réactions anaphylactiques graves ?

- Parmi les facteurs de risque de réactions anaphylactiques graves, on compte une personne qui a déjà eu une réaction anaphylactique légère et une personne asthmatique.

5) Quel est le traitement préféré pour une réaction anaphylactique ?

- Le traitement préféré pour une réaction anaphylactique est l'administration d'adrénaline.

6) Que peut-on donner à une personne en cas de réaction anaphylactique légère ?

- En cas de réaction anaphylactique légère, des antihistaminiques oraux peuvent être administrés à une personne.

7) Qu'est-ce qu'un Epipen ?

- Un Epipen est un appareil utilisé pour arrêter une réaction allergique grave. Par exemple, un choc anaphylactique.

8) Peut-on utiliser l'Epipen en position couchée ?

- Oui, l'Epipen peut être utilisé en position couchée.

9) Où injecte-t-on un Epipen ?

- Un Epipen est injecté sur le gros muscle de la cuisse.

10) Environ combien de temps faut-il surveiller une personne avec une réaction anaphylactique légère ?

- La personne doit être surveillée environ 2 heures dans le cas d'une réaction anaphylactique légère.

Chapitre 7

1) Que devrait-on faire après l'administration d'un Epipen ?

- Après l'administration d'un Epipen, on doit appeler l'urgence ou se rendre à l'urgence, car une deuxième réaction est possible.

2) Une application unique d'un Epipen est-elle toujours suffisante ?

- Cela dépend, une dose unique d'un Epipen n'est parfois pas suffisante.

3) Combien de temps faut-il avant d'administrer une deuxième dose d'Epipen si nécessaire au cours d'une réaction anaphylactique ?

- Il est nécessaire d'attendre cinq à dix minutes avant d'administrer une seconde dose d'Epipen si nécessaire lors d'une réaction anaphylactique.

4) Quel est l'effet de l'adrénaline lors d'une réaction d'hypersensibilité ?

- L'adrénaline provoque une bronchodilatation et une vasoconstriction lors d'une réaction d'hypersensibilité.

5) Quels sont les signes de surdosage d'un Epipen?

- Les signes de surdosage d'un Epipen sont des difficultés respiratoires et un rythme cardiaque irrégulier.

Chapitre 8

1) Quel est le nom d'une hypersensibilité de type 2?

- Une hypersensibilité de type 2 est également appelée une réaction cytotoxique.

2) Dans quelle situation une hypersensibilité de type 2 peut-elle survenir ?

- Une hypersensibilité de type 2 peut survenir pendant une transfusion sanguine.

3) Quel est le délai d'apparition de l'hypersensibilité de type 2 ?

- Le délai d'apparition de l'hypersensibilité de type 2 est compris entre une heure et trois heures.

4) Quels sont les anticorps impliqués dans une réaction d'hypersensibilité de type 2 ?

- Les IgG et les IgM sont les anticorps impliqués dans une réaction d'hypersensibilité de type 2.

5) Donner un exemple de réaction d'hypersensibilité de type 2.

- La jaunisse du nouveau-né est un exemple de réaction d'hypersensibilité de type 2.

Chapitre 9

1) Quel est le nom de l'hypersensibilité de type 3 ?

- L'hypersensibilité de type 3 est également appelée une réaction semi-retardée.

2) Donner des exemples de réactions d'hypersensibilité de type 3.

- Le lupus érythémateux et les maladies pulmonaires sont des exemples de réactions d'hypersensibilité de type 3.

3) Quels sont les anticorps impliqués dans l'hypersensibilité de type 3 ?

- Il n'y a pas d'anticorps impliqués dans l'hypersensibilité de type 3, mais plutôt le complexe antigène-anticorps.

Chapitre 10

1) Quel est le nom de l'hypersensibilité de type 4 ?

- L'hypersensibilité de type 4 est également appelée une réaction retardée.

2) Donner des exemples d'hypersensibilité de type 4.

- Des exemples d'hypersensibilité de type 4 comprennent l'eczéma, la réaction au latex, etc.

3) Quels sont les anticorps impliqués dans l'hypersensibilité de type 4 ?

- Il n'y a pas d'anticorps impliqué dans l'hypersensibilité de type 4 mais plutôt les lymphocytes T.

4) Quel est le délai d'apparition de l'hypersensibilité de type 4 ?

- Le délai d'apparition de l'hypersensibilité de type 4 est de 12 heures.

Chapitre 11

1) Quels anticorps peuvent traverser le placenta ?

- Les anticorps IgG peuvent traverser le placenta.

2) Quel type d'immunité existe-t-il lorsque des anticorps traversent le placenta, une immunité active ou passive ?

- Il existe une immunité passive lorsque les anticorps traversent le placenta.

3) Quelles cellules sécrètent des IgE ?

- Les IgE sont sécrétées par les plasmocytes.

4) Où les anticorps IgD sont-ils fixés ?

- Les anticorps IgD sont fixés à un lymphocyte B.

5) Qu'est-ce qui active les anticorps IgD ?

- Les anticorps IgD sont activés par des lymphocytes B.

6) Quels anticorps fixent le complément ?

- Les anticorps IgM fixent le complément.

7) Quels anticorps recouvrent la surface des muqueuses ?

-   Les IgA recouvrent la surface des muqueuses.

Chapitre 12

1) Quel système attaque la sclérose en plaques, le système nerveux central ou le système nerveux périphérique ?

- La sclérose en plaques attaque le système nerveux central.

2) Quels sont les symptômes et signes de la sclérose en plaques ?

- Les symptômes et signes de la sclérose en plaques sont la douleur, la sensation de décharge électrique et la perte de mobilité.

3) La sclérose en plaques peut-elle causer des troubles de la vision ?

- Oui, un trouble de la vision peut être causé par la sclérose en plaques.

4) Qu'est-ce qu'un lupus érythémateux aigu ?

- Un lupus érythémateux aigu se produit lorsque la peau, les muscles et les tendons sont disséminés.

5) Où les cellules T mûrissent-elles ?

- Les cellules T mûrissent dans le thymus.

6) Quels récepteurs les histamines se lient-ils ?

-    Les histamines se lient aux récepteurs H1.

Chapitre 13

1) Une inflammation est-elle possible sans lésions tissulaires ?

- Oui, une personne peut avoir une inflammation sans avoir de lésions tissulaires.

2) Les bronchioles ont-elles du cartilage ?

- Non, les bronchioles n'ont pas de cartilage.

3) Qu'est-ce qui cause la respiration sifflante ?

- La respiration sifflante est causée par le rétrécissement des voies respiratoires.

4) Quelle est la symétrie des poumons lors de la respiration ?

- La symétrie des poumons lors de la respiration correspond à la remontée simultanée des deux poumons, avec la même amplitude.

5) Une personne qui a du mal à respirer doit-elle être étendue horizontalement ?

- Non, une personne qui a du mal à respirer ne devrait jamais être étendue horizontalement.

6) Comment calcule-t-on la pression artérielle normale d'un enfant ?

- 90 mm Hg + 2 fois l'âge de l'enfant.

7) Quelle est la valeur de la saturation optimale ?

- La valeur de la saturation optimale est 100%.

8) Quand faut-il accorder une attention particulière à une diminution rapide de la saturation ?

- Une attention particulière doit être accordée à une diminution rapide de la saturation dès que la saturation est d'environ 92%.

9) Quelle est la fraction d'oxygène inspiré ?

- La fraction d'oxygène inspiré est de 21%.

10) Nommer un signe de détresse respiratoire.

- La dyspnée est un signe de détresse respiratoire.

Conclusion

Merci encore d'avoir acheté ce livre. J'espère que cela vous a aidé dans votre cheminement pour comprendre les allergies et son impact sur les personnes allergiques autour de vous.

S'il vous plaît, si vous avez apprécié ce livre, j'aimerais que vous laissiez un commentaire. Ce serait apprécié.

Je vous remercie.